CATALOGUE

DE

DOCUMENTS

CONCERNANT

L'HISTOIRE DE LA MÉDECINE A TROYES

APPARTENANT A LA BIBLIOTHÈQUE DE CETTE VILLE

ET PROVENANT DU CABINET

de

Feu M. François CARTERON

Docteur en Médecine à Troyes, ancien Médecin des hôpitaux de cette ville
ancien Membre correspondant de l'Académie de Médecine de Paris
Membre de la Société Académique de l'Aube

PAR M. LÉON PIGEOTTE

AVOCAT A TROYES

TROYES

IMPRIMERIE ET LITHOGRAPHIE DUFOUR-BOUQUOT
Rue Notre-Dame, 41 et 43.

1869

CATALOGUE

DE

DOCUMENTS

CONCERNANT

L'HISTOIRE DE LA MÉDECINE A TROYES

APPARTENANT A LA BIBLIOTHÈQUE DE CETTE VILLE

ET PROVENANT DU CABINET

de

Feu M. François CARTERON

Docteur en Médecine à Troyes, ancien Médecin des hôpitaux de cette ville
ancien Membre correspondant de l'Académie de Médecine de Paris
Membre de la Société Académique de l'Aube

PAR M. LÉON PIGEOTTE

AVOCAT A TROYES

TROYES

IMPRIMERIE ET LITHOGRAPHIE DUFOUR-BOUQUOT
Rue Notre-Dame, 41 et 43.

——

1869

M. François Carteron, reçu docteur en médecine à la Faculté de Paris le 29 avril 1813, est décédé à Troyes le 12 avril 1866. Tous les instants de liberté qu'il avait pu se ménager pendant sa longue carrière médicale, il les avait consacrés à deux œuvres de prédilection : il se formait une bibliothèque ; il créait une collection de documents relatifs à l'histoire de la ville de Troyes.

Sa bibliothèque se partageait en deux divisions bien distinctes, la première comprenait les ouvrages de littérature et d'histoire, la seconde les livres de médecine. Cette dernière partie présentait une remarquable particularité, c'est qu'un grand nombre des ouvrages d'ancienne médecine avaient appartenu à nos médecins d'autrefois, membres du collége de médecine de Troyes aux deux derniers siècles. Précieuse à ce titre, surtout pour la ville de Troyes, la bibliothèque médicale de M. Carteron a été conservée dans son intégrité ; elle est aujourd'hui, par suite de l'acquisition qui en a été faite, réunie à la bibliothèque de la ville.

Dans la collection de documents relatifs à l'histoire de la ville de Troyes, rassemblés par M. Carteron, il s'en trouve un certain nombre qui concernent spécialement le collége des médecins de Troyes, ainsi que la communauté des chirurgiens et des apothicaires de cette ville. La réunion de ces derniers documents avait fait naître dans l'esprit du médecin bibliophile la pensée de les

utiliser lui-même en composant une histoire de la médecine dans
notre ville aux xviie et xviiie siècles, et souvent il en avait mani-
festé le vif désir. Mais les soins de sa nombreuse clientèle mettant
obstacle à l'exécution de ce projet, la vieillesse et ses infirmités
sont venues et elles ne lui ont plus permis, au déclin de sa carrière, que l'expression d'un inutile regret.

Pour correspondre aux dernières pensées de son père et pour
assurer autant que possible dans l'avenir la conservation de ces
précieux matériaux, Mme Léon Pigeotte les a détachés de la collection générale, dont ils étaient une partie, et en a fait don à la
bibliothèque de la ville de Troyes. C'est de cette collection toute
spéciale que nous donnons aujourd'hui le catalogue.

Espérons que les soins et les labeurs du vieux bibliophile ne
resteront pas stériles et que sa pensée, recueillie par un jeune
confrère, sera réalisée un jour.

CATALOGUE

DE

DOCUMENTS CONCERNANT L'HISTOIRE DE LA MÉDECINE

A TROYES

SÉRIE 1re.

—

DOCUMENTS ANTÉRIEURS A 1830

—

MÉDECINE

1. — 1496, mai, et 1498, septembre.

Lettres patentes des rois Charles VIII et Louis XII, portant confirmation des priviléges antérieurement accordés à l'Université de
médecine de Montpellier. — Texte latin. Extrait du registre de la
Chambre des comptes de Montpellier. Manuscrit du xvie siècle,
4 feuillets in-folio parchemin.

2. — 1496, mai, et 1498, septembre.

Traduction en français des lettres patentes énoncées dans l'article
qui précède, avec notes et commentaires. — *Troyes*, 1769, 8 pages
in-4°.

3. — 1539, novembre.

Statuts et règlements pour l'exercice de la médecine à Troyes.
Édit du roi François Ier. — Copie collationnée, délivrée à Troyes le
6 mars 1739, 10 feuilles in-folio.

4. — 1539, novembre.

Statuts et règlements pour le collége des médecins et les maîtres apothicaires de la ville de Troyes. Edit du roi François Ier. — *Troyes*, Louis-Gabriel Michelin, 1753, 12 pages in-4°.

5. — 1595, mai.

Lettres patentes concernant l'exercice de la médecine à Troyes, données par le roi Henri IV, lors de son passage à Troyes, portant confirmation des statuts de 1539. — *Troyes*, veuve Michelin, 4 pages in-4°.

6. — 1641, 26 avril.

Lettre autographe de Guy Patin, adressée à M. Blampignon, docteur en médecine, syndic du collége des médecins de Troyes (1). — 2 feuilles in-folio.

Cette lettre est relative à des questions de prérogatives et de préséance qui s'étaient élevées entre les dignitaires du collége des médecins de Troyes.

7. — 1641, 26 avril.

La même lettre de Guy Patin, publiée en 1834 par la Société académique de l'Aube. — *Troyes*, Sainton, 4 pages in-8°.

8. — 1643, 7 septembre.

Copie d'un arrêt du Parlement de Paris, rendu contre le collége des médecins de Troyes.

Cet arrêt est relatif à la demande en dommages et intérêts d'un

---

(1) M. Blampignon était médecin à Troyes; sa thèse, datée de 1635, se trouve à la Bibliothèque de la ville de Troyes, dans un volume qui porte le n° 421 A du catalogue de la bibliothèque médicale de M. le docteur Carteron, dernièrement acquise par la ville de Troyes.

Ce précieux volume est un recueil de thèses de médecine des deux Facultés de Paris et de Montpellier. Un certain nombre sont manuscrites et datent de 1546-1551. Parmi les thèses imprimées figurent celles de Jean Barat, médecin à Troyes, 1635; de Jean Bourgeois, médecin à Troyes, 1636; de Legrin, médecin à Troyes, 1637; de Nicolas Sorel, médecin à Troyes, 1642; et de Sébastien Belin, médecin à Troyes, 1646.

On doit faire remarquer que les lettres de Guy Patin, contenues au IVe volume, *Rotterdam,* 1725, sont adressées à MM. Belin, médecins à Troyes. Guy Patin faisait collection de thèses médicales; il avait su que des thèses précieuses par leur ancienneté se trouvaient entre les mains de M. Belin, il voulut en avoir copie ou communication : tel semble le premier motif de la correspondance établie entre les médecins de Troyes et le spirituel professeur de l'école de Paris. Le recueil dont on vient de parler porte la signature de Belin et a dû faire partie de sa bibliothèque. Les thèses manuscrites de 1546-1551 ne sont-elles pas celles que l'on avait signalées à **Guy Patin?**

loueur de chevaux à Troyes contre le collége des médecins, pour raison d'un cheval qui se serait trouvé *forbu* au retour d'un voyage fait à Paris au cours des contestations soulevées par les médecins de Troyes contre les chirurgiens de cette ville.

9. — 1644, 11 décembre.

Accord entre les médecins du collége de Troyes pour emprunter à constitution de rente 1,200 livres pour subvenir aux frais du procès suivi par eux contre les chirurgiens de Troyes.
Expédition notariée, 2 feuilles in-folio.

10. — 1644, 13 décembre.

Déclaration de l'emploi des 1,200 livres. Le prix du cheval *forbu* y figure pour 150 livres.
Manuscrit, 2 feuilles in-folio.

11, 12. — 1652, 4 mai.

Arrêt de la cour du Parlement dans l'instance à la requête de la communauté des médecins de Troyes contre Nicolas Bailly, maître barbier-chirurgien, se disant bachelier et chirurgien de longue robe. Suivi de l'arrêt ci-après énoncé :

1652, 5 août.

Arrêt du grand Conseil, rendu à Mantes, contre Nicolas Bailly, chirurgien, par lequel défense lui est faite de ne porter autre habit, ni avoir d'autre enseigne, ni faire autre fonction que de barbier chirurgien (1).
Imprimé sans nom de lieu ni date ; 8 pages in-4°. En suite de cet exemplaire se trouvent diverses notes manuscrites sur cette instance et sur d'autres suivies à Paris, et un renvoi aux lettres de Guy Patin.

13. — 1653, 30 décembre.

Arrêt du conseil privé du roi dans la dite instance, qui déclare les chirurgiens de longue robe de l'université de Paris mal fondés

---

(1) Cette instance est rappelée page 11 de l'intéressant mémoire rédigé en 1761, dans l'affaire Piers, et ci-après catalogué.
On y énonce comme grief à la charge de Bailly les remèdes qu'il administrait pour endormir *gracieusement* les malades opérés et apaiser la sensibilité de la douleur.

en leur intervention, déboute le sieur Bailly de son appel et le condamne aux dépens, modérés à 200 livres.

Imprimé, 4 pages in-4°.

14. — 1655, 1656.

Sentences du bailliage de Troyes dans une instance entre la communauté des médecins de Troyes, d'une part, et le sieur Etienne Gauthier, maître apothicaire à Troyes, et la communauté des maîtres apothicaires de Troyes, d'autre part, relative à l'immixtion des apothicaires dans l'exercice de la médecine. Extrait d'un arrêt du Parlement de Paris, rendu le 29 mai 1656 dans cette instance, et qui déboute les médecins du collége de Troyes.

Imprimé, 10 pages in-4°.

15-20. — 1659, 8 juillet, et 1667, 28 mai.

Sentence du bailliage de Troyes, rendue au profit de la communauté des médecins de Troyes, qui fait défense au sieur Le Thoiseulx, médecin de Reims, d'exercer la médecine à Troyes. Arrêt du Parlement de Paris, confirmant cette sentence. Ensuite se trouvent des extraits de plusieurs sentences concernant l'exercice de la -médecine à Troyes.

Troyes, 7 pages in-4°, et 5 pièces de procédure manuscrites.

21. — 1692, février.

Extrait de l'édit de création de la charge de médecin du roy à Troyes, enregistré au bailliage de Troyes le 13 mai 1695. — Manuscrit. 1 feuille in-4°.

Cet extrait mentionne le privilége d'exemption d'ustensile et autres levées, impositions, guet et garde des villes et places, et de tous logements de guerre.

22. — 1692, février.

Taxe de MM. les médecins et chirurgiens du roi au Châtelet de Paris, accordée à MM. les médecins et chirurgiens du roi au bailliage de Troyes par l'édit de février 1692. — Placard imprimé, veuve Lefèvre. [*Troyes*.]

23, 24. — 1707, mars.

Extraits de l'édit de mars 1707 sur l'étude et l'exercice de la médecine.

Manuscrits 3 feuilles in-folio.

25-30. — 1719.

Procédures à la requête de MM. Jean Gauthier et Antoine Bille-
bault, conseillers-médecins du roi au bailliage de Troyes, contre
trois sages-femmes et les sieurs Chäpperon et Patris, maîtres chirurgiens, pour contravention aux règlements de police.

6 pièces manuscrites.

31-34. — 1730, 12 mars; 1730, 19 décembre.

Diplômes pour le baccalauréat, la licence et le doctorat, délivrés
par la faculté de Montpellier à Nicolas Carteron, de Ricey, médecin
du collége de Troyes (1).

4 pièces parchemin.

35-38. — 1739-1746.

Procédures à la requête du collége des médecins de Troyes.
contre le sieur Nicolas Lefebvre, chirurgien, pour exercice illégal de
la médecine.

4 pièces manuscrites.

39-47. — 1743-1745.

Procédures à la requête du collége des médecins de Troyes contre
les sieurs Claude Bouquot et Claude Vauthier, maîtres chirurgiens
à Troyes, pour exercice illégal de la médecine à Troyes.

9 pièces manuscrites.

48. — 1746, 19 novembre.

Sentence du tribunal de police de Troyes contre le sieur Pierre
Vignon, écuyer, sieur de Vignolles, pour exercice de la médecine
à Troyes.

Manuscrit.

49-55. — 1748.

Correspondance de M. Helvétius et de M. Thiesset sur l'étendue
des priviléges des médecins et l'exercice de la médecine à Troyes.

7 pièces.

56. — 1760, novembre.

Tableau chronologique des médecins de Paris ou de Montpellier

---

(1) Nicolas Carteron, aïeul de M. François Carteron. Un portrait de lui, peint par
Roslin, suédois, peintre du roi, est au Musée de Troyes; il a été donné par Mme Léon
Pigeotte.

faisant corps et collége en la ville de Troyes, seuls en droit, à l'exclusion des médecins de toutes les autres facultés, de s'y établir, d'y exercer la médecine ; tiré du Livre des délibérations des médecins de Troyes.

Manuscrit de la main de M. Thiesset, **23** pages in-folio.

57-63. — 1761-1763.

Instance contre le sieur Piers, 7 pièces.

1° 1761. — Mémoire pour le collége des médecins de Troyes contre le sieur Gérard Piers, Irlandais, médecin de la faculté de Reims, qui voulait exercer à Troyes.

Imprimé, 1761. Sans nom de lieu, 28 pages in-4°.

Ce mémoire signé par M. Thiesset [Pierre Antoine] contient d'intéressants détails sur le collége des médecins de Troyes, son origine, ses priviléges, sa composition, les noms des médecins qui l'ont composé et sur les diverses contestations qu'il a eu à soutenir.

2° 1762, décembre. — Précis ou faits historiques pour le collége des médecins contre le sieur Piers.

Manuscrit de la main de M. Thiesset, 16 pages, in-folio.

3° Quatre notes manuscrites.

4° 1763. — *Factum* contenant : 1° la traduction de la lettre des trois degrés, baccalauréat, licence et doctorat, expédiée par la faculté de Reims ; 2° sentence du bailliage de Troyes, du 27 juin 1752, qui avait admis le sieur Piers à exercer à Troyes ; 3° certificat délivré par le doyen de quelques médecins de la faculté de Paris ; 4° observations sur l'arrêt du 21 mars 1763, qui avait confirmé la sentence du bailliage de Troyes.

Imprimé, 23 pages in-4°.

64. — 1769, 5 avril.

Ordonnance du roi accordée au collége des docteurs en médecine de l'université de Montpellier, résidents à Troyes, pour les autoriser à réclamer, contre certains chirurgiens, l'exécution des réglements de police concernant l'exercice de la médecine.

Imprimé, 4 pages in-4°, sans date ni nom d'imprimeur.

Cette ordonnance est précédée des extraits de l'édit de 1707, des statuts de 1539, de l'arrêt du conseil du 12 avril 1719. Elle est suivie d'une formule d'assignation à comparaître devant le parlement.

65. — 1772.

Etat des médecins et chirurgiens de France.

Un petit vol. in-18, br. *Bouillon*, 1772. On trouve dans cet ouvrage, à la page 107, une notice sur le collége des médecins de Troyes, son personnel et celui des chirurgiens de Vendeuvre.

66-76. — 1773-1776.

Instance contre le sieur Dupont, 11 pièces.

1° 1773. — Mémoire pour les docteurs régents de l'université royale de médecine Ludovicée de Montpellier, faisant corps et collége en la ville de Troyes, MM. les Officiers municipaux de la ville de Troyes intervenant, MM. les maitres apothicaires de la ville appelés, contre le sieur Dupont, se disant docteur en médecine de la faculté de Reims et contre les doyens et docteurs en médecine de cette faculté. — *Troyes*, 1773, 21 pages in-4°.

2° 1773, 31 mars. — Arrêt du conseil supérieur de Châlons, qui fait défense aux médecins de Troyes de troubler le sieur Dupont dans l'exercice de sa profession à Troyes. — *Châlons,* 1773, 8 pages in-4°.

3° 1773. Requête adressée au Roi et à son conseil par le collége des médecins de Troyes, pour obtenir cassation de l'arrêt du conseil supérieur de Châlons. — *Paris,* 1773, 16 pages in-4°.

4° 1773, 1er octobre — Mémoire pour le collége des médecins de Troyes, tendant à la cassation de l'arrêt du 31 mars 1773.

Manuscrit, 32 pages in-folio.

5° 1776. — Précis pour le collége des médecins de Troyes, demandeurs en cassation de l'arrêt du 31 mars 1773, contre le sieur Dupont, se disant médecin du Petit Ordinaire de la faculté de Reims et les médecins du Grand Ordinaire se disant composer cette faculté. — *Paris,* 1776, 9 pages in-4°.

6° 1776. — Mémoire pour le collége des médecins de Troyes, tendant à la cassation du même arrêt du 31 mars 1773. — *Paris,* 1776, 42 pages in-4°.

7° 1774. — Réflexions et observations pour le collége des médecins de Troyes, sur les mémoire et requête de la faculté de médecine de Reims en faveur du sieur Dupont. — *Paris,* 1776, 32 pages in-4°.

8° 1776, 30 octobre. — Arrêt du conseil du roi, en faveur de la faculté de Reims et du sieur Dupont, docteur de cette faculté, contre les médecins de Troyes, qui autorise le sieur Dupont à exercer la médecine à Troyes. *Paris,* 1776, 20 pages in-4°.

En fin de cet exemplaire se trouve la signification de cet arrêt à Mme ..... Serqueil, veuve de M. Pierre-Antoine Thiesset.

9° 1785. — Exposition succinte des moyens qu'il convient d'employer pour combattre les principaux accidents qui surviennent aux femmes les premiers jours de leurs couches, par **M.** Dupont du Mesgnil, docteur en médecine en l'université de Reims, exerçant à Troyes. — 1785, 45 pages in-12.

Cet opuscule était rédigé dès 1775, et il était resté manuscrit; il est cité dans le mémoire de 1776.

10°, 11°, 1770. — Précis et mémoire pour les doyens et docteurs régens de la faculté de médecine en l'université de Paris contre un sieur Mahony, médecin de la faculté de Reims — *Paris*, 1770, 31 pages in-4° et *Paris*, 1770, 4 pages in-4°.

Ces trois dernières pièces ne se trouvent que comme pièces justificatives.

77. — 1774 ou 1775.

Requête adressée par MM. Jannard, Gillet et Collet, membres du collége de médecine de Troyes, à Monseigneur l'Intendant de Champagne, à l'appui du mémoire de M. Thiesset, doyen du collége, qui se plaint de ce que les chirurgiens de Troyes, sans lettres patentes et de leur autorité privée, prennent le titre de professeurs et s'arrogent le droit d'enseigner les différentes parties de la médecine (1).

Manuscrit, 12 pages in-folio.

78.

Caricature médicale. Les noms ont été ajoutés en regard de chaque personnage. Ces noms semblent écrits de la main de M. Thiesset.

79. — 1775.

Æternæ memoriæ Petri-Antonii Thiesset, medici, epitaphium (2). — *Troyes*, 4 pages in-4°.

---

(1) Voir à l'article MÉLANGES, sous le titre *Cours de médecine et de chirurgie*, les pièces 206 et 207.

(2) M. Pierre-Antoine Thiesset, né à Chaource en 1717, mourut à Troyes, dans sa 59e année, le 10 mars 1775. Il est qualifié en l'acte de décès inscrit aux registres de la paroisse Sainte-Madeleine : *docteur régent de l'université de médecine de Montpellier, doyen du collége des médecins de Troyes, conseiller du roi, médecin ordinaire de Sa Majesté en exercice au bailliage et ancien médecin des hôpitaux.* Une notable partie des pièces présentement cataloguées, ainsi qu'un nombre important des ouvrages anciens de la bibliothèque de M. Carteron, viennent de son cabinet. Comme bibliophile et surtout comme érudit, c'est un remarquable type de médecin du dernier siècle. Il mériterait qu'une notice fût spécialement consacrée à sa mémoire. M. Thiesset est le chef de l'honorable famille qui porte ce nom à Troyes.

80-84. — 1777-1781.

Correspondance relative à la charge de médecin du roi à Troyes. — 5 pièces.

85. — 1778.

Lettres patentes du roi portant établissemant d'une société royale de médecine; à la suite se trouve le tableau des membres de cette société. — *Paris,* 1778, in-4°, br.

86-95. — 1781-1788.

Correspondance de la Société royale de médecine de Paris avec les médecins de Troyes. La plupart des lettres sont signées Vicq d'Azir et adressées à M. Thiesset. Elles concernent certaines communications sur des maladies. — 10 pièces.

96. — 1783.

Mémoire pour M. Luyt, docteur en médecine de la faculté de Reims, contre M. le procureur général et sur l'appel interjeté par ce dernier d'une sentence du lieutenant de police qui avait admis M. Luyt à exercer comme médecin à Troyes. — *Paris,* 1783, 11 pages in-4°.

97. — 1787, 21 mars.

Procès-verbal de la visite des épiciers faite par maître Edme Alexis Gillet, l'ancien des médecins, à la réquisition de M⁰ Corrard, avocat du roi, et par sentence du bailliage, à cause de la contestation élevée par le sieur Dupont, médecin du roi en exercice, qui prétendait devoir faire cette visite. — Sentence du bailliage de Troyes du 20 mars 1787 qui ordonne que cette visite sera provisoirement faite.

Copie manuscrite, 4 pages in-4°.

98.

Lettre de Simon, docteur médecin et chirurgien sur une lettre adressée à M. Pissier maître en chirurgie, en réponse à celle du philanthrope bourguignon insérée aux n⁰ˢ 31 et 32 du journal de Troyes et signée Isidore Collot d'Estissac.

Manuscrit, sans date. 2 feuilles in-folio.

99. — 1789.

« Projet intéressant. »

Opuscule adressé de Nogent-sur-Seine par le sieur Royer, docteur régent de Montpellier aux médecins députés et représentant la nation et ayant pour objet l'organisation du service médical dans les campagnes. — *Troyes*, veuve Goblet, 1789, in-8° br.

100.

Tableau de MM. les maîtres-régents, docteurs de l'Université royale de médecine de Montpellier, la plus ancienne du royaume, composant le collége des médecins de Troyes qui possèdent en commun et font alternativement par année, commençant le 8 juin, les fonctions de l'office royal de conseiller du roy, médecin ordinaire de Sa Majesté au bailliage de Troyes.

Un placard, sans date ni nom d'imprimeur.

101. — 1793.

État des officiers de santé qui par leur âge et leurs preuves de capacité sont dans le cas de la réquisition du ministre.

Feuille manuscrite in-folio, contient divers noms de médecins, chirurgiens et pharmaciens.

102. — An VI, 30 germinal.

Rapports du 21 prairial an V par trois officiers de santé du canton d'Ervy. Réfutation par le docteur Voithier adressée à M. Portal.

Imprimé, 18 pages in-8°.

103. — An VI, 17 thermidor.

Tribunal criminel de l'Aube. Question médico-légale [par M. le docteur Voithier] sur un empoisonnement à Avreuil.

Imprimé, 20 pages in-8°.

104. — An VI, 22 ventôse.

Réponse du citoyen Picard à une lettre du citoyen Portal.

Imprimé, 11 pages in-8°.

105-137. — 1804-1827.

Trente-trois pièces concernant les opérations du jury médical de l'Aube; nominations des membres du jury, procès-verbaux des séances, formation à diverses époques de la liste des docteurs en médecine et chirurgie, officiers de santé, pharmaciens, sages-femmes et herboristes établis dans le département de l'Aube.

138. — 1807.

Observations impartiales sur la dissertation médicale du docteur Blampignon.
Imprimé, 13 pages in-8°.

139. — 1807.

Réponse par le docteur Blampignon aux observations impartiales de M. Voithier et suivie de Mon opinion sur la maladie de Moussey. — *Troyes*, 31 pages in-8°.

140, 141. — 1810, 1811.

Certificats de la Société d'instruction médicale. École de médecine de Paris.

142. — 1813.

Diplôme de docteur en médecine, faculté de Paris.
Parchemin.

143. — 1814.

Épigramme contre le docteur Picard à l'occasion de ses écrits politiques.
Manuscrit.

144. — 1818.

Le mystère de l'Uroscopie, fait historique et contemporain. Satyre en vers contre le sieur Roger, dit le Chasseur, médecin Uroscope en grande réputation à Troyes, par le docteur B. [Bedor].
Imprimé, 8 pages in-8°.

145.

Pièce en vers sur un pauvre diable devenu fou. Satyre.
Manuscrit.

146-148.

Pièces de vers contre le curé de Vauchassis (Aube), qui exerçait la médecine.
Manuscrites, 3 pièces.

149. — 1825.

La ligue impuissante.
Lithographie satyrique.

150. — 1825, 27 août.

La paix avec le docteur Voithier. — *Troyes,* 2 pages in-4°.

151. — 1826, 4 avril.

Avis par L. G. [Girard]. Observations relatives à une note médicale faite par lui et qui avait été l'objet de plaisanteries. — *Bar-sur-
Seine,* 4 pages in-8°.

152. — 1827.

Notice nécrologique sur François-Edme Gentil, pharmacien à
Troyes, mort dans sa 89° année, par M. Bédor, médecin à Troyes.
Notice sur M. Royer, fils, docteur en médecine, décédé à Nogent-
sur-Seine, le 20 mai 1827.
Journal de l'Aube du 24 mai 1827, n° 773.

153. — 1829, 14 novembre.

Discours nécrologique prononcé par M. le docteur Bédor, sur la
tombe de M. le docteur Voithier. — *Troyes,* 2 feuilles in-8°.

154.

Chansons sur le docteur B., en 10 couplets.
Manuscrit.

155.

Le docteur et la dame. Étrennes aux Broussaistes, par le docteur
Bacqueville.
Imprimé, 3 pages in-8°.

156-158.

Cartes d'annonces du docteur Bacqueville. — Sa lettre à M. Pigeotte,
vice-président du jury médical.
Imprimé, 3 pièces.

Nota. On trouve aux archives de l'Aube, quelques documents
antérieurs à 1790, et concernant la communauté des médecins de
Troyes. Série C, liasse 1939 de l'*Inventaire sommaire des archives
départementales de l'Aube,* page 290; voir aussi C. 1891, p. 280-281.

CHIRURGIE

159. — 1606-1634.

Édits, Déclaration du roi, Arrêt et vérification d'Edits, etc., concernant les maîtres barbiers et chirurgiens, et libellés avant un arrêt du Grand Conseil, rendu le 14 décembre 1632, au profit du sieur Millet, maître chirurgien à Troyes, avec signification de ces pièces le 31 octobre 1634.

Imprimé, 31 pages in-12.

1652-1653.

Instance à la requête du collége des médecins de Troyes, contre le sieur Bailly. — Voir *Médecine*, pièces nᵒˢ 11-13.

160. — 1649, 26 avril.

Arrêt du Grand Conseil du roi pour la communauté des maîtres chirurgiens d'Angers, rendu commun pour la communauté des chirurgiens d'Orléans, et qui a été rendu commun pour la communauté des chirurgiens de Troyes, par l'arrêt énoncé ci-après.

Imprimé, 4 pages in-4°.

161. — 1677, 24 septembre.

Arrêt du Grand Conseil du roi portant réglement entre les maîtres chirurgiens de la ville de Troyes.

Fragment imprimé, 8 pages in-4°.

1692.

Taxe de MM. les médecins et chirurgiens du roi. — Voir *Médecine*, pièce 22.

1719.

Instance à la requête des médecins du roi à Troyes, contre trois sages-femmes et deux chirurgiens. — Voir *Médecine*, pièces 25-30.

162. — 1724, 20 juin.

Arrêt du Conseil du roi et lettres patentes sur cet arrêt, portant réglement des droits des apothicaires et chirurgiens du royaume. — *Chartres*, 4 pages in-4°.

2

163. — 1733, 18 septembre.

Contrat de constitution de 60 livres de rente annuelle et perpétuelle par les maîtres chirurgiens de la ville de Troyes, au capital de 1200 livres, pour l'obtention des provisions de la charge de lieutenant de leur communauté.

Un des originaux du contrat. Une feuille manuscrite.

1739-1746.

Instance, à la requête des médecins de Troyès, contre le sieur Lefebvre, chirurgien. — Voir *Médecine*, pièces 35-38.

164. — 1743, 31 août.

Lettre autographe de Lapeyronie, premier chirurgien du roi, à un chirurgien à Troyes, sur les rapports des médecins et des chirurgiens entre eux.

1743-1745.

Instance contre les sieurs Bouquot et Vauthier, chirurgiens à Troyes. — Voir *Médecine*, pièces 39-47.

165. — 1755, 15 juillet.

Arrêt de la Cour du parlement qui fait défense à tous empiriques, charlatans, vendeurs d'orviétan et tous autres particuliers d'exercer la chirurgie. — *Troyes*, 4 pages in-4°.

166. — 1755, 27 août.

Arrêt de la Cour du parlement qui fait défense à toutes personnes, à peine de 500 livres d'amende, de pratiquer la chirurgie dans le ressort du bailliage de Troyes. — *Troyes*, 4 pages in-4°.

167. — 1756, 10 août.

Arrêt du Conseil du roi et lettres patentes sur icelui, qui déterminent les priviléges dont jouiront les maîtres en l'art et science de la chirurgie. — *Troyes*, 1756, 8 pages in-4°.

168. — 1756, 1ᵉʳ octobre.

Lettre circulaire de La Martinière, premier chirurgien du roi, adressée à MM. les maîtres en chirurgie de Troyes, les exhortant à renoncer à la barberie et à tout trafic et commerce et autres arts et métiers mécaniques dérogeant à la noblesse de cette science et art libéral.

Imprimé, 4 pages in-4°.

169. — 1765, 4 juillet.

Contrat d'acquisition par la communauté des maîtres en chirurgie, demeurant à Troyes, d'un jardin et d'une grande vinée en dépendant, sis à Troyes rue du Beau-Boucher, moyennant 1000 livres du prix principal.
Expédition notariée.

170. — 1769, 1ᵉʳ janvier.

Catalogue contenant les noms, surnoms et demeures des barbiers, perruquiers, baigneurs et étuvistes de la ville de Troyes.
Placard imprimé, *Troyes*.

1774.

Requête des médecins de Troyes contre les chirurgiens de |cette ville qui se permettaient d'enseigner les différentes parties de la médecine. — Voir *Médecine*, pièce 77.

171. — 1790, 5 juillet.

Lettres de réception d'un maître en chirurgie pour Saint-Mards-en-Othe (Aube). — Visa du 11 messidor an XI.
Parchemin.

172. — 1790, 24 novembre.

Lettre circulaire adressée par le comité de salubrité de Paris, demandant des renseignements sur les diverses organisations des communautés de chirurgie.
Imprimé, 4 pages in-folio.

REGISTRES DES RÉCEPTIONS.

173. — 1744, 28 février. — 1786, 6 décembre.

Un registre in-folio cartonné contenant 123 folios écrits.

174. — 1786, 26 novembre. — 1792, 12 mai.

Un autre registre, petit in-folio cartonné, contenant 37 folios écrits.

REGISTRES DES DÉLIBÉRATIONS.

175. — 1767, 1ᵉʳ avril. — 1787, 12 mars.

Un registre, in-folio cartonné, contenant 50 folios écrits.

176. — 1787, 12 mars — 1792, 31 mars.

Un autre registre, in-folio cartonné, contenant 45 folios écrits.

Nota. Il se trouve aux archives de l'Aube divers documents antérieurs à 1790 et relatifs à la communauté des chirurgiens de Troyes : 1° 2 mémoires adressés, en 1776, à M. l'intendant de Champagne, sur la communauté des barbiers-perruquiers, et sur celle des chirurgiens : Série C, liasse 1913, de l'*Inventaire sommaire des archives départementales de l'Aube*, page 285; 2° Lettres sur l'exemption de l'obligation du logement des gens de guerre : Série C, liasse 1915, page 285.

Une ordonnance a été rendue, le 10 novembre 1429, par Jean Léguisé, évêque de Troyes, contre les barbiers, à raison de leur négligence à observer les fêtes de l'Église. Archives de l'Aube, G. 29.

PHARMACIE

1539, novembre.

Statuts et réglements pour le collége des médecins et les maîtres apothicaires de la ville de Troyes. — Voir *Médecine*, pièce 4.

177. — 1587, 31 juillet.

Lettres patentes du roi Henri III, confirmant les lettres patentes de 1539, et en faisant l'application aux maîtres apothicaires de Troyes ; elles sont suivies de l'arrêt d'enregistrement au parlement de Paris, du 31 juillet 1587 et de la sentence d'enregistrement au bailliage de Troyes.

Copie collationnée et délivrée par deux notaires de Troyes.

1655-1656.

Instance à raison de l'immixtion des apothicaires de Troyes dans l'exercice de la médecine. —Voir *Médecine*, pièce 14.

1724, 20 juin.

Arrêt de Conseil du roi et lettres patentes portant réglement des droits des apothicaires et chirurgiens du royaume. — Voir *Chirurgie*, pièce 162.

178. — 1753.

Statuts et réglement pour la communauté des maîtres apothicaires de la ville de Troyes. — *Troyes*, 1753, 12 pages in-4°.

179. — 1753, 21 mars.

Ordonnance de police concernant la distribution des drogues et des poisons. — *Troyes,* 7 pages in-4°.

180. — 1753.

Ordonnance concernant la visite des drogues. Extrait des statuts et réglements donnés en 1539, et de l'ordonnance de police du 21 mars 1753.
Placard, *Troyes.*

181. — 1756, 31 mars.

Arrêt du parlement qui confirme les statuts des apothicaires de la ville de Troyes, donnés dès 1539, et les sentences rendues contre des maîtres chirurgiens de Troyes qui débitaient des remèdes. — *Troyes,* 16 pages in-4°.

982. — 1765, 16 février.

Arrêt du parlement en faveur des apothicaires de Troyes contre les administrateurs de l'Hôtel-Dieu de cette même ville, faisant défense de vendre ni débiter, ni souffrir qu'il fut vendu ni débité dans l'Hôtel-Dieu et autres hopitaux de la ville de Troyes, aucuns remèdes simples ou composés. — *Paris,* 1765, 6 pages in-4°.

183. — 1787.

Précis pour le lieutenant-général de police à Troyes, contre les médecins et apothicaires, contre le sieur Cochois et autres sur la question : si le serment doit être prêté devant le lieutenant général par l'apothicaire reçu comme maître. — *Paris,* 1787, 8 pages in-4°.

184. — 1789, 28 juillet.

Arrêt du Parlement en faveur de la communauté des apothicaires de la ville de Troyes qui fait défense aux administrateurs, directeurs et pharmaciens des hôpitaux de cette ville de distribuer, vendre ou administrer aucun remède sous quelque prétexte que ce soit.
Imprimé, 8 pages in-4°.

185-186. — An IV.

Commission de pharmacien de première classe délivrée pour le service militaire par le Conseil de santé.
2 pièces.

187. — An XI, 21 germinal.

Loi sur l'organisation des écoles de pharmacie.
Bulletin des lois, n° 2676.

188. — An XII, 18 ventôse.

Liste des pharmaciens légalement reçus et établis dans le département de l'Aube. — *Troyes*, placard.

189. — 1804, 7 octobre.

Liste générale des pharmaciens légalement reçus et seuls autorisés dans le département de l'Aube.
Recueil administratif, n° 66.

Nota. On trouve aux archives de l'Aube divers documents antérieurs à 1790, relatifs aux apothicaires. Série C, liasses 1913 et 1915 de l'*Inventaire sommaire des archives départementales de l'Aube*, p. 285.

———

MÉLANGES

ARRÊTÉS ET INSTRUCTIONS

190. — An IX, 2 fructidor.

Arrêté préfectoral pour le département de l'Aube, relatif à l'épizootie sévissant dans les départements de la Côte-d'Or et de l'Yonne. — *Troyes*, 15 pages in-8°.

191. — 1806, 7 mai.

Instruction préfectorale concernant les conscrits qui se seraient mutilés pour se soustraire au service militaire.
Recueil Administratif, n° XC.

192. — 1814, 23 décembre.

Arrêté concernant le Conseil médical pour le traitement des épidémies. Nomination de nouveaux membres.
Manuscrit.

193. — 1824, 23 septembre.

Circulaire de M. le Préfet de l'Aube sur le Charlatanisme.
Recueil des actes administratifs, n° LXXXII.

194. — 1825, 8 septembre.

Circulaire de M. le Préfet de l'Aube, sur la médecine purgative du sieur Leroi.
Recueil des actes administratifs, n° CXVI.

195-197.

Trois pièces, concernant les charlatans, les remèdes secrets et les poisons.

BAINS DE SANTÉ

198 . — 1765, 31 décembre.

Bains de santé; le sieur Rousselet, maître en chirurgie, donne avis au public de l'ouverture, pour le mois de mai 1766, de bains dans le cul-de-sac, près l'hôtel de MM. les chevaliers de l'arquebuse.
Troyes, une page in-4°.

199.

Chanson nouvelle sur les nouveaux bains établis par le sieur Rousselet.
Une page in-4°.

200, 201. — 1768, 7 octobre.

Couplets pour la fête des bains, suivis de l'invitation adressée, par le sieur Rousselet, d'assister à cette fête.
Une page in-4°.

202.

Bains vulnéraires, rue du Mouton-Blanc, affiche-critique, par M. Truelle de Chambouzon, conseiller à Troyes.
Imprimé.

203. — 1816, 14 juillet.

Bains fumigatoires établis par M. Martin, pharmacien.
Lettre autographe.

204, 205.

Établissement de bains de vapeurs aqueuses et sulfureuses , rue Neuve-des-Bains, par M. Perrot, pharmacien.—Lettre de M. Bédor sur le traitement des maladies de la peau par les fumigations sulfureuses.

2 pièces imprimées de chacune 4 pages in-8°.

COURS DE MÉDECINE, DE CHIRURGIE,

D'ACCOUCHEMENT ET D'HYGIÈNE.

206. — 1773, 17 août.

Plan des écoles publiques de chirurgie à Troyes, établies par les chirurgiens de cette ville dans leur maison et collége, rue Beau-Boucher. — *Troyes*, br., in-12.

207. — 1773.

Cours public d'anatomie par MM. Pigeotte, Bertrand et Simon, maîtres en chirurgie, les mardis et jeudis de chaque semaine aux écoles de chirurgie, rue Beau-Boucher. Consultations gratuites pour les pauvres (1).

Placard imprimé à *Troyes*.

208. — 1775.

Instruction pour les élèves en l'art des accouchements à l'usage de l'école établie par le Gouvernement dans la ville de Troyes, par M. Lemaire de Ternantes, maître en chirurgie de cette ville.—*Troyes*, 1775, broch. in-12.

209. — An VIII, thermidor.

Cours public d'accouchement par M. Pigeotte, médecin de Montpellier, chirurgien adjoint à l'hospice civil de Troyes, au nom et sous les auspices de la Société d'Agriculture, Commerce, Arts, Sciences et Belles-lettres du département de l'Aube. — Approbation par la Société. — Autorisation du Préfet.— *Troyes*, 7 pages in-4°.

210. — 1808.

Cours de médecine théorique et pratique ouvert dans les salles et

---

(1) Ces cours ont été l'objet de réclamations et même d'un procès de la part des médecins de Troyes, une requête se trouve dans les pièces précédemment énoncées, article *Médecine*, pièce 73.

sous les auspices de la Société académique du département de l'Aube, par M. Pigeotte, membre de cette Société, membre du jury médical, et médecin de l'Hôtel-Dieu.

Prospectus, *Troyes*, broch., 11 pages in-8º.

211. — 1808.

Observations et réflexions sur l'établissement médical qui vient d'être formé à Troyes et annoncé par un prospectus, par M. Baudin chirurgien.

30 pages, in-8º broch., sans date ni nom d'imprimeur.

212. — 1808, 30 juin.

Lettre d'un père de famille à messieurs les futurs professeurs de médecine à Troyes, signée G..., ex-procureur fiscal. [Elle serait de M. Debret, chirurgien à l'hôpital.]—*Troyes*, 4 pages in-4º.

213. — 1808, 30 juin.

Même lettre. — *Troyes*, 4 pages in-8º.

214. — 1808, 10 juillet.

Médecine, opuscule de M. Blampignon à l'occasion du cours élémentaire annoncé par M. Pigeotte.

Imprimé, 4 pages in-8º.

215-217. — 1808.

Première lettre à l'auteur de la lettre d'un père de famille signée G., ex procureur fiscal, par M. Herluison, président de la Société académique de l'Aube. — Deuxième lettre par le même. — Troisième lettre par le même.

Trois lettres imprimées in-8º.

218. — 1808, 29 juillet.

Réplique à M. Herluison, président de la Société académique, par G., ex-procureur fiscal.

Imprimé, 8 pages in-8º.

219. — 1808, 25 août.

Seconde et dernière réplique à M. Herluison, par G., ex-procureur fiscal.

Imprimé, 4 pages in-8º.

220. — 1825.

Examen du cours d'hygiène [de M. Patin], par le docteur Voithier.
Imprimé, 4 pages in-8°.

221. — 1825.

Couplets sur le cours d'hygiène.
Manuscrit [attribué à M. Voithier].

222. — 1825, 25 août.

Lettre à M. le docteur V... [Voithier], et signée : *le maniaque en bonnet de docteur*.
Imprimé, 4 pages in-8°.

223. — 1825.

L'hygiène à 50 ans ou une leçon de M. Noël-Innocent Patin. Chanson en 4 couplets [par M. Bedor].
Lithographiée avec musique.

224. — 1829, 29 mars.

Réflexions sur le cours gratuit et public d'hygiène de M. le docteur Patin, par M. Blampignon.
Imprimé, 8 pages in-8°.

225. — 1829.

Abrégé d'hygiène publique et particulière, par le docteur Bacqueville.
Prospectus d'un ouvrage annoncé par ce dernier.
Imprimé, 8 pages in-8°.

HOSPICES

226. — 1808, 12 juillet.

Règlement concernant les élèves en médecine et en chirurgie de Troyes. — *Troyes*, 12 pages in-4°.

227. — 1812.

Lettre de la Commission administrative des hospices de Troyes, adressée aux médecins relativement aux soins à donner aux enfants trouvés.
Imprimé, 3 pages in-4°.

228. — 1812, 11 mai.

Instruction de Guyton de Morveau pour prévenir la contagion dans les hospices et en arrêter les progrès ; adressée par M. le préfet de l'Aube. — *Troyes*, 4 pages in-4°.

229-232. — 1813, décembre. — 1814, janvier.

Délibération de l'hospice et lettres diverses concernant les prisonniers espagnols internés à Troyes.
4 pièces manuscrites.

233 — 1814, février.

Réquisition au nom du docteur Sax, médecin en chef de l'armée d'Autriche, pour le service à établir dans les hôpitaux.
Lettre manuscrite.

POÉSIES

LES EAUX DE POUGUES. — SONGE.

234

Traduction en vers français des vers latins de M. Barat, docteur en médecine à Troyes.
Manuscrit.

235

Le nouveau poëme des jardins ou l'heureuse recommandation.
Madrigal.
Imprimé, une page.

VACCINE

236-247. — An IX. — 1824.

Douze pièces : Arrêtés, avis, instructions, etc., concernant la vaccine.

Imprimé, brochures et placards.

SÉRIE 2ᵉ.

—

DOCUMENTS POSTÉRIEURS A 1830

—

Cette série comprend des pièces classées sous ces divers titres :

Arrêtés et instructions,
Annonces et prospectus,
Associations et sociétés médicales,
Congrès médical de 1845,
Conseils de salubrité, — Hygiène,
Épidémies, assistance médicale,
Notices nécrologiques.

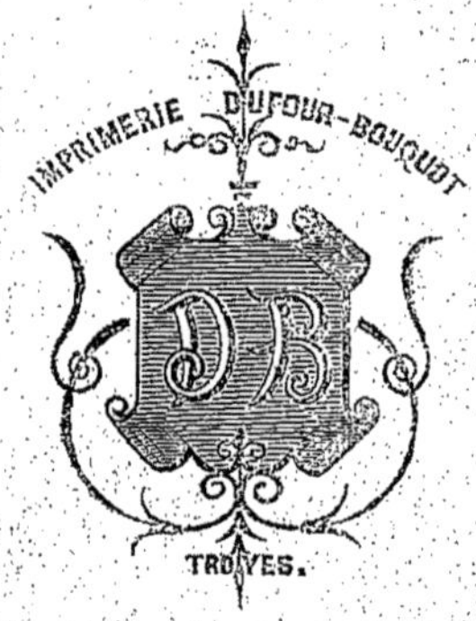

IMPRIMERIE DUFOUR-BOUQUOT
DB
TROYES.